Ueber

die an der Hüfte und dem Oberschenkel vorkommenden Abscesse

in

differentiell-diagnostischer und therapeutischer Beziehung.

Von

Dr. H. W. Berend,

Ritter des K. Preuss. rothen Adlerordens vierter Klasse, des
K. Russ. St. Stanislausordens dritter Klasse und des
K. Schwed. Wasaordens dritter Klasse,

Königl. Preuss. Sanitätsrath und Director des gymnastisch-orthopädischen Instituts, praktischem Arzt, Operateur und Geburtshelfer in Berlin, Ehrenmitgliede der Gesellschaft für Heilkunde und des Vereins der Wundärzte zu Berlin, des deutschen Chirurgen-Vereins und der Kaiserl. Gesellschaft russischer Aerzte zu St. Petersburg, Mitglied der Hufelandschen medicinisch-chirurgischen Gesellschaft, der Gesellschaft für wissenschaftliche Medicin und des Vereins Berliner Aerzte hierselbst, der niederrheinischen Gesellschaft für Natur und Heilkunde zu Bonn, der schlesischen Gesellschaft für vaterländische Cultur in Breslau, des cercle medico-chirurgical zu Brüssel, der Gesellschaft für Natur und Heilkunde in Dresden, der Königl. Akademie gemeinnütziger Wissenschaften zu Erfurt, der Kaiserl. russischen naturforschenden, sowie der physikalisch-medicinischen Gesellschaft der Universität zu Moskau, der medicinisch-chirurgischen Akademie zu Neapel und der medicinischen Gesellschaften zu Gent, Leipzig, München, Odessa, Rotterdam, Stockholm und Warschau.

[Aus dem Organ für die gesammte Heilkunde, Jahrgang 1858, Heft 3. besonders abgedruckt.]

Berlin, 1858.

Verlag von Julius Springer.

ISBN 978-3-642-50497-6   ISBN 978-3-642-50807-3 (eBook)
DOI 10.1007/978-3-642-50807-3

I. Ueber die an der Hüfte und dem Oberschenkel vorkommenden Abscesse in differentiell-diagnostischer und therapeutischer Beziehung.

Vorgetragen in der Aprilsitzung der Hufeland'schen medicinisch-chirurgischen Gesellschaft

von Dr. H. W. Berend,

Königl. Sanitätsrath und Director des gymnastisch-orthopädischen und chirurgischen Instituts zu Berlin.

Mit wie grossem und dankbarem Enthusiasmus wir auch jede wirklich neue und nutzbringende Entdeckung auf dem Gesammtgebiete der Heilwissenschaft begrüssen und verwerthen müssen, so bieten sich, wenn wir der Wahrheit die Ehre geben wollen, doch verhältnissmässig nur selten und nur von Zeit zu Zeit solche echte, glänzende Lichtpunkte, gleich wie Meteore, an dem Firmamente unserer Wissenschaft dar. Decennien vergehen, bevor die Annalen so Aussergewöhnliches zu registriren haben. Nicht alle Tage vermag aus dem Borne nur spärlich vertheilter genialer Geister eine Idee hervorzugehen, wie sie in unserm Jahrhundert, als: die Entdeckung des Chinin, die Entdeckung der Zellentheorie, die Erzeugung künstlicher Mineralwässer, die Lithotritie und die Anästhesirung durch Schwefeläther und Chloroform, als ewige Denkmale glücklichster Originalität dastehen. Der fleissige Arbeiter muss sich begnügen, das vorhandene Material zu sichten, zu ordnen, an den Prüfstein der Erfahrung zu legen und so die einzelnen zerstreuten Goldkörner zu einem unantastbaren, der gesammten Menschheit dienenden Staatsschatze zu sammeln und niederzulegen.

Und fürwahr, hier bleibt immer noch Nutzbringendes genug dem zu thun übrig, welcher die Heilwissenschaft als eine naturbeobachtende, naturbelauschende betrachtet, welcher, fern von dem Egoismus der Systemmacherei und einer Jagd nach Reformen, die einzelnen vorhandenen Facta zur nützlichen Uebersicht bringt und seine Aufgabe schon für ehrenwerth genug betrachtet, wenn er nur hier und da einen Baustein zu dem grossen Gebäude hinzufügt, an dessen Vollendung noch viele fleissige Hände Jahrhunderte hindurch mühsame Arbeit finden werden. — Was von der Heilwissenschaft überhaupt gilt, das findet auch auf einen ihrer integrirendsten Theile, die Chirurgie, seine volle Bezüglichkeit. Ihr gedeihlicher Ausbau bietet unermessliche Schwierigkeiten und wenn gleich hier vieles durch eine, wenn ich mich so ausdrücken darf, sinnlichere Wahrnehmung erleichtert wird, wenn auch hier dem Anschein nach weniger leicht Täuschung möglich und somit die factische Beobachtung um so eher zu factischen Ergebnissen führen müsste, so lehrt uns doch die Geschichte der Medicin, dass auch *diese* Disciplin nur langsam ihrer Vollendung entgegengeführt wird, dass, wenn uns auch hier erleichternde materielle Hülfsmittel zu Gebote stehen, dennoch eben so oft bewusst oder unbewusst Irrthum, Täuschung und Lügen sich einschleichen und mit kecker Stirn das Feld zeitweise behaupten, und dass andererseits hohe Begabung und auch gewisse sinnliche Qualitäten erforderlich sind, soll wissenschaftlich etwas Bedeutsames zu Tage gefördert, oder praktisch etwas wirklich Erhebliches geleistet werden. Dass dem so sei, hiervon giebt jedes einzelne Capitel der Chirurgie Zeugniss, denn ungeachtet aller Anstrengungen existiren der Controversen noch viele und nicht blos über die schwierigsten und am seltensten der Beobachtung sich darbietenden Objecte, dies wäre in der That noch entschuldigenswerther und erklärlicher, nein, vielmehr eine grosse Zahl der alltäglichsten Dinge harren noch einer endgültigen Feststellung, eine nicht geringe Menge von Gegenständen der gewöhnlichen Praxis, wie sie jeder beschäftigte Wundarzt alltäglich sieht, harren noch einer zum Wohle der Kranken gedeihlichen Erledigung, ja, wo tausende von Bänden, Abhandlungen und Preisschriften als Dokumente eisernen Fleisses aufgehäuft, ist man bisher über unzählige Themata noch zu keinem genügenden Abschluss gekommen und jeder Chirurg für sich geht seinen Weg und glaubt den Weg der Wahrheit allein gefunden zu haben.

Diese Gedanken drängten sich mir unwillkürlich auf, als ich, seit Jahren mit einer Monographie der Hüftkrankheiten beschäftigt, fremdes und eigenes Material die Revue passiren liess, um, so weit es thunlich, Klarheit zu erringen, und da muss ich denn in dem schwachen Fragment, welches ich heute biete, gestehen, dass auch in diesem Capitel pathologisch und therapeutisch noch gar vieles zu thun ist, um nur einigermassen etwas Erschöpfendes zu geben. Wie schwach auch ich selbst mich dazu fühle, nachdem ja die ausgezeichnetsten Männer ihre besten Kräfte daran gesetzt, immerhin sei es mir gestattet für heute nur einige Punkte, welche die Diagnostik und Heilung der am Oberschenkel und an der Hüfte vorkommenden Abscesse betreffen, zu eruiren und meine eigenen Erfahrungen einigen in neuester Zeit zur Sprache gekommenen Fragen anzureihen. Ich gebe aber vorzugsweise meine eigenen Erlebnisse und verzichte darauf, aus der umfänglichen Litteratur über diesen Gegenstand viele fremde Materialien anzuhäufen.

Die Lehre von den Krankheiten der Gelenke, insbesondere der Hüfte, hat bekanntlich in den letzten drei Decennien vielfach begabte und fleissige Bearbeiter gefunden. Man hat besonders der pathologischen, pathognomonischen und necroscopischen Partie Aufmerksamkeit zugewendet und es kann nicht geläugnet werden, dass diese zum Theil revisorischen Arbeiten einzelne bis dahin streitige Punkte in erfreulicher Weise aufgeklärt haben, aber nichts desto weniger ist man hier zu keinem auch nur einigermassen erschöpfenden Resultate gelangt und wie ich mich schon an einem andern Orte (über das Wesen und die Behandlung der scheinbaren Schenkelverlängerung als Folgeübel der rheumatischen Coxitis und Kniecontractur, Centralzeitung 1857, Nro. 2) ohne Rückhalt erklärt, alle diese vielfachen Bestrebungen sind, namentlich, was die Deutung der mechanischen Verhältnisse, die Verhältnisse der Deformitäten und Verkrümmungen als Folgekrankheiten betrifft, für die Therapie wenig fruchtbringend gewesen. Müssen wir daher auch diese Arbeiten immerhin als dankenswerthe und verdienstliche Beiträge zu einer Fortbildung therapeutischer Elemente ansehen, so dürfen wir doch keinen Augenblick vergessen, dass die eigentlich helfende und heilende Aufgabe in dieser Richtung noch gar weit von ihrem Ziele entfernt blieb und nur erst in den allerletzten Jahren diesem etwas näher gerückt ist. Hiervon abstrahirend will ich heute versuchen, einige, die Hüftabscesse betreffende, diagnostische und therapeutische Punkte zu bezeichnen, welche vorher erledigt werden müssen, bevor wir an die Beseitigung der Deformitätszustände selbst gehen. Da ich nicht allein für den Specialisten, sondern auch für den praktischen Arzt schreibe, dem der Specialist seine Erlebnisse in einer für das praktische Leben nützlich zu verwerthenden Weise darzustellen die Pflicht hat, aber doch der nothwendigen Vollständigkeit der Darstellung Rechnung getragen werden muss, so wird man es mir zu Gute halten müssen, wenn ich nicht ausschliesslich die allerseltensten Objecte in den Kreis dieser Betrachtungen ziehe. — Möchten doch überhaupt die modernen Schriftsteller niemals vergessen, dass zunächst das Alltägliche seine grosse Berechtigung hat, gehört und erledigt zu werden.

Die am Oberschenkel vorkommenden Abscesse sind ihrer Natur nach folgendermassen aufzufassen:

I. Einfache Abscesse, die ihren Heerd an dem Orte ihres Auftretens selber haben und nicht mit dem Gelenk in Verbindung stehen.

Ihre ursächlichen Verhältnisse sind meist dyskrasische, scrophulöse oder rheumatische, weit seltener syphilitische. Eingeleitet sind sie entweder durch wahre Zellhautentzündung oder sie kommen auch ohne solche als sogenannte kalte Abscesse zur Erscheinung. Ihr Sitz ist meist an der äussern und vordern Fläche des obern Drittheils des Oberschenkels. — Hier fehlen nun alle Kennzeichen, welche auf einen entfernter liegenden Heerd hindeuten, wie wir dies unten näher auseinandersetzen werden, und hierüber müssen wir uns vor allem Anderen Rechenschaft zu geben suchen, wo und wie wir auch immer einen Abscess an diesen Theilen antreffen. Es fehlen zunächst alle Kennzeichen, welche auf ein Ergriffensein des Hüftgelenkes selbst hinführen und von denen ich als die wichtigsten bei der Coxarthrocace scrophulosa betrachte: periodisches oder anhaltendes Lahmen und derartiges Nachschleppen der Extremität beim Gehen, dass uns hier nicht nur ein deutliches Schonen des Hüftgelenks, sondern auch eine gehinderte Function, eine unvollkommene Beweglichkeit des Schenkelkopfes in dem Acetabulum, ein Nachschleppen mit steifem Hüftgelenk entgegentritt (s. 7. Bericht meines Instituts S. 15), Schwerbeweglichkeit bei den Rotationen im Hüftgelenk, zuerst durch reflectorische Irritation der das Gelenk umgebenden Muskeln, später durch die verschiedensten bekannten materiellen Alterationen bedingt. Da die Coxarthrocace nur äusserst selten den acuten Verlauf nimmt, so wird also die Anamnese zum Anhaltpunkt genommen werden müssen.

In der That kommen hier lokale Abscesse, theils mit, theils ohne dyskrasische Fundamente genügend vor, oft in kurzer Zeit und unter den drohendsten Erscheinungen auftretend, mitunter auch von äusserst schleichendem Verlauf. Ein sechsjähriges Kind, zu dem ich in der Praxis des Hrn. San.-Rath Dr. *Rintel* gerufen ward, bekam einen faustgrossen Abscess unterhalb des Trochanters mit grosser Schmerzhaftigkeit und Unfähigkeit zu gehen; das Kind fieberte bald; ausser einer Beckensenkung waren keinerlei mechanische Anomalien vorhanden. Die Beckenrollungen waren frei und von keinerlei Empfindlichkeit begleitet. Sonstige scrophulöse Affectionen fehlten und dennoch konnte nach dem ganzen Habitus des Kindes jenes Fundament nicht ganz aus dem Auge gesetzt werden. Der Abscess wurde maturirt, er öffnete sich von selbst; immer aber blieben, trotz der zweckmässigsten, allgemeinen und örtlichen Behandlung Härten zurück, die von Zeit zu Zeit wieder zu neuen Abscessbildungen führten und erst nach Jahren ihr Ende erreichten.

Einen tödtlich abgelaufenen Fall von weitgreifender Abscedirung des Intermuskular-Zellgewebes beschrieb ich in meinen während des Jahres 1850 ausgeführten Operationen (Journal des deutschen Chirurgen-Vereins, Jahrg. 1851). Bei einem 74jährigen Manne hatte eine Eitergeschwulst von der Grösse eines Kindskopfes, nach und nach ohne bemerkbare Ursache entstanden, die ganze vordere Seite des Oberschenkels bis zur Mitte eingenommen, verursachte jedoch keinen Schmerz, so dass der Patient noch ziemliche Strecken zu Fuss gehen konnte; Zertheilungsversuche waren fruchtlos geblieben. Der alte Mann wurde schwächer und konnte sich nicht mehr fortbewegen. Durch eine Probepunktion mittelst eines feinen Troicarts entleerte ich eine jauchige Flüssigkeit und machte alsdann nach einigen Tagen eine grössere Incision zum bessern Abfluss des in bedeutender Menge vorhandenen Sekrets. Trotz einer roborirenden Behandlung, Einspritzungen von China, Myrrhe etc., Einwickelung und Druckverbänden kam keine Heilung zu Stande. Der Kranke erlag der Consumption. Bei der Obduction fand ich das gesammte Intermuskular-Zellgewebe am Oberschenkel vereitert, so dass die Muskeln, wie beim saubersten Präparat, frei da lagen. Das Gelenk war unversehrt. —

Den colossalsten Fall eines Oberschenkelabscesses ohne Hüftmitleidenschaft beschrieb ich im achten Bericht meines Instituts. Bei einem 15jährigen Knaben, der endlich nach langem Siechthum von einer Periostitis rheumatica tibiae durch Ausziehen eines 12″ langen Sequesters, und von einer secundären Kniecontractur durch orthopädische Behandlung geheilt war, entwickelte sich, als ich schon den Patienten endlich in die Reconvalescenz eintreten zu sehen vermeinte, ein mannskopfgrosser, die Hüfte und den halben Oberschenkel occupirender Abscess unter den vehementesten Erscheinungen des hectischen Fiebers und unter dem bedrohlichsten Attribut von ausgedehnten Varikositäten der Oberhaut. Die wohl nahe liegende Diagnose eines Fungus aus verschiedenen Gründen zurückweisend, nahm ich vielmehr das Vorhandensein eines scrophulösen Abscesses an. Ungewiss über seinen Ursprung musste ich mich aber, eingedenk ähnlicher Erfahrungen, eines jeden energischen Eingriffs enthalten, überliess unter steter Wachsamkeit für die Erhaltung der Kräfte bei dem Gebrauch der Cataplasmen die Eröffnung des Abscesses der Natur, und suchte, als dies im Verlauf von vier Monaten geschehen war, die letzten Reste der mit Lösung der Hautdecken verbundenen Fisteln durch Injection von Höllenstein-Solution und Compressivverbände zu schliessen. Nachdem ich den Patienten über diese lebensgefährliche Krise hinübergeführt hatte, applicirte ich wiederum die Kniemaschine, um das unter dem Einfluss des letzten Leidenssturmes von neuem verkrümmte Knie abermals zu strecken, was in leichter Weise in 14 Tagen gelang, und vollendete diese sehr schwierige Kur mit der Heilung des Pes equinus secundarius auf operativ-orthopädischem Wege, mit Hülfe der Durchschneidung der Achillessehne.

Als bekannt nenne ich hier nur diejenigen Abscesse, welche von Erkrankung des Körpers des Os femoris selbst herrühren und ebenfalls aus den verschiedensten dyskrasischen Ursachen ihre Entstehung erhalten können. Das vorliegende, durch glückliche Amputation eines 36jährigen Mannes gewonnene Knochenpräparat von Caries des Oberschenkels mit wahrer Ankylose des Knies gibt hiervon ein schönes Beispiel. In sehr seltenen Fällen datiren sich solche Eitergeschwülste von nicht verheilten Fracturen. Hiervon habe ich selbst nur einen einzigen, höchst seltenen Fall beobachtet, und zwar bei einem Kinde von noch nicht einem Jahre. Dasselbe erkrankte ohne bekannte Veranlassung. Der hinzugerufene Arzt bemerkte eine mit Schmerzen verbundene Anschwellung in der Mitte des Oberschenkels, welche wochenlang unverändert bestand. In der fünften Woche ward ich consultirt und fand eine ganz entschiedene transverselle Fractur des Oberschenkels, aber zugleich an der Bruchstelle unzweifelhafte Abscessbildung. Die Eiterung nahm zu, die Abscedirung ward durch Cataplasmen maturirt und bald geöffnet. In der achten Woche starb das Kind unter den Erscheinungen der Hectik und die Obduction ergab: Nichtvereinigung und cariöse Zerstörung der fracturirten Knochenenden.

Wie bei zufälliger Fractur unter besonderen Verhältnissen sich fungöse Pseudoplasmen des Knochens mit scheinbarer Fluctuation bilden können, hiervon steht mir auch eine Beobachtung zu Gebote.

II. Abscesse, die vom Hüftgelenk selbst ausgehen.

Die Bezeichnung Coxarthrocace nur als einen Collectivbegriff nehmend, und ohne hier weiter den Punkt interpretiren zu wollen, ob die mit diesem Namen bezeichnete Affection hauptsächlich auf Entzündung und Exulceration der Synovialhaut des Hüftgelenkes beruhe, Knorpel und Markhaut des Gelenkapparats primär oder sekundär ergreife, oder ob tuberculöse Ablagerung den Impuls zu dem so oft durch Scropheln bedingten destructiven Prozess abgebe, betrachte ich hier eben nur den Ausgang desselben, die Abscessbildung. Wie häufig dieselbe nun auch beobachtet wird, so sind mir dennoch viele glückliche Ausnahmen vorgekommen, wo die sonst unaufhaltsam fortschreitende Krankheit durch ein energisches Verfahren in ihrem Verlauf gehemmt und coupirt worden, und ich bin der Ueberzeugung, dass dies noch öfter gelingen werde, wenn der so eben hervorbrechende, oder noch verborgene Feind früher erkannt und bekämpft wird. Je mehr wir es lernen werden, den Beginn der Coxarthrocace zu würdigen, und diesem so verheerenden, ja das Leben gefährdenden Uebel von vorn herein mit aller Macht entgegenzutreten, um so öftere Triumphe wird die Kunst zu feiern haben.

Hat aber einmal das Gelenkleiden seinen Ausgang in Eiterung genommen, so bemerken wir dies in Geschwülsten, welche meist in der Hüftgegend über dem Trochanter und nach den Hinterbacken zu auftreten. Seltener erscheinen sie in der Regio pubis, öfter dagegen durch Eitersenkung tiefer, sowohl an der vordern als hintern Fläche des Oberschenkels. Nicht immer ist es leicht, solche Abscesse in ihrem ersten Andringen nach aussen zu erkennen, und ich habe hier mancherlei Irrungen von weniger erfahrenen Aerzten gesehen; darum ist es nicht überflüssig, bei diesen ziemlich alltäglichen Objecten einige Augenblicke stehen zu bleiben. Die ersten Spuren solcher Hüftabscesse bemerken wir an den unregelmässigen Conturen der sich vorwölbenden Schenkelpartien. Noch ist die Oberhaut wenig geröthet und entzündet, der locale Schmerz fehlt nicht selten, desto seltener aber Hüft- und Knieschmerz mit allen übrigen Symptomen der fortgeschrittenen Coxarthrocace. Will man Fluctuation entdecken, so genügt es nicht, mit den Fingern einer Hand welgernd die Haut und die unter ihr gelegenen Partien zu drücken, sondern vorsichtig müssen beide Hände undulirende Bewegungen ausführen, und nun fühlt man den in der Tiefe befindlichen, in kaum merkbarer Weise schwappenden Eiter. — Die Symptome der fortgeschrittenen Abscedirung dürfen hier weiter nicht erörtert werden. —Dass solche Hüftgelenksabscesse auch bei Kindern in den ersten Lebensjahren vorkommen, hiervon habe ich folgendes Beispiel aufzuweisen:

Der Sohn des Kaufmann B., dessen Geburt so schnell geschah, dass die Mutter stehend das Kind verlor und dieses auf den Boden fiel, war in den ersten 14 Tagen seines Lebens ganz gesund, dann wurde er unpässlich und zog die Beine an den Leib, so dass die Streckung des rechten Schenkels nur mit Mühe gelang. In dem Anfange der fünften Woche schwoll die Gegend um das Hüftgelenk an, es bildete sich ein Abscess, den *Dieffenbach* nicht öffnen wollte. In der sechsten Woche sah ich das Kind. Es war gerade nicht schlecht genährt und von ziemlich munterm Aussehn. Der ganze Oberschenkel bis zum Knie wohl um das dreifache dicker, theils hart, theils fluctuirend, die Haut, besonders in der Gegend des grossen Trochanter, verdünnt und geröthet. Ob eine Fractur da gewesen, war nicht zu entscheiden. Die Oeffnung des Abscesses mit Lebensgefahr verbunden, daher ein erweichendes Pflaster, um den Verlauf zu beobachten und eine zweckmässige Pflege, wobei ich besonders die Mutter beruhigte, damit ihre Milch gut bliebe. Zur Besänftigung Kleienbäder. Das Pflaster vertauschte ich bald mit Cataplasmen. Etwa 14 Tage nachher, wo nicht nur die Haut über der Abscessstelle etwas mehr sich verdünnt hatte, sondern auch das Kind sehr unruhig wurde, da ihm offenbar die grosse Spannung bedeutende Schmerzen verursachte und überhaupt an eine Zertheilung nicht mehr zu denken war, zog ich ein Setaceum von etwa zwei Zoll in der Richtung des Trochanters von unten nach oben. Es floss viel, nicht zu dünner und übelriechender Eiter aus. Das Kind wurde ruhiger. Vom dritten Tage an ward das Haarseil meist nur alle 48 Stunden gezogen und mit Cataplasmen und Bädern fortgefahren. In der neunten Woche, da die Hautdecken nach der Richtung der obern Stichöffnung mehr agglutinirt schienen, entfernte ich das erste Haarseil und zog von der ersten ältern Stichöffnung ein zweites quer über den Schenkel, wo ganz besonders die Haut dünn und der angesammelte Eiter nicht ordentlich abfliessen wollte. Die übrige Behandlung ward fortgesetzt und nur zur Stärkung Malzbäder verordnet. Dabei gedieh das Kind ziemlich. In der zehnten Woche, da die Eiterung nachliess, die Hautdecken fast normal waren, zog ich das Haarseil aus. In der eilften Woche Marasmus, erschöpfende Diarrhöen, Cascarilla. Plötzlich trat Krampf ein, Unfähigkeit zu schlucken, und trotz Moschus, Sinapismen und Camillenbädern starb das Kind.

Obduction, etwa 40 Stunden nach dem Tode:

Der rechte Schenkel noch einmal so dick als der linke. — Beim Einschneiden der obern Queröffnung des Setaceum wenig Eiter, dagegen das Hüftgelenk nach Eröffnung des Kapselligaments voller Eiter und das Cap. femoris, nicht aber das Acetabulum cariös.

Ist diese Krankheit durch den Fall entstanden?

Nicht alle am Oberschenkel vorkommenden Abscesse, selbst wenn unleugbar Coxarthrocace vorangegangen, dürfen uns jedoch bestimmen, hieraus jedesmal eine Schlussfolgerung auf die unbedingte Fortdauer der Gelenkvereiterung selbst zu machen. Die letztere kann getilgt sein und der locale Prozess seine völlige Endschaft erreicht haben, aber das Krankheitsprodukt selbst, die puriformen Massen, aus dem Heerde längst ausgestossen, haben sich zwischen dem Zellgewebe der Muskeln und zwischen den Fascien wie in einer Tasche festgesetzt und bilden somit nur noch die letzten Reste der abgelaufenen Affection. Diese Thatsache, von der ich im achten Bericht meines Instituts, Berlin 1857, bei G. Hempel, S. 19 u. 20, ein Beispiel anführte, ist mit vollem Rechte auch in der Société de Chirurgie zu Paris unlängst (s. später unter Kur durch Jodinjection) ausführlich zur Sprache gekommen.

III. **Abscesse, die aus entfernteren Theilen, nicht aus dem Hüftgelenk selbst ihren Ursprung nehmen.**

Caries der Darmbeine, des Os sacrum, Spondylarthrocace der gesammten Wirbelsäule, Entzündung des Ileopsoas, aus den verschiedensten Ursachen entstehend, sind die bekannten Veranlassungen, welche in dem ganzen Gebiet des Oberschenkels Congestionsabscesse erzeugen. Caries der Beckenknochen kann hier zunächst zu einer Verwechselung mit Hüftgelenkleiden selbst führen und nur ein genaues anamnestisches Examen und sorgsame Prüfung derjenigen Symptome, welche der Coxarthrocace als pathognomonisch angehören, kann vor Irrthum schützen, und doch habe ich hier selbst begabte Wundärzte sich täuschen sehen. Mehrere Male hatte ich Gelegenheit zur Beobachtung und Behandlung solcher Eitergeschwülste. Noch jetzt befindet sich in meiner Heilanstalt eine 12jährige Dame aus Gumbinnen, durch das Vertrauen des in Königsberg consultirten Herrn Prof. *Burow* mir zugeschickt. Sie trat mit einem kinderkopfgrossen Abscesse an der äussern Seite des obern Drittheils des Femur bei mir ein, das Becken stand schief und dabei war eine scheinbare Verlängerung des Schenkels von etwa einem Zoll vorhanden. Bei Rotationen des Schenkels entdeckte ich freie Beweglichkeit des Schenkelkopfes, und es fehlte der polarische Knieschmerz, so wie jedes andere Zeichen, das anamnestisch auf ein primäres Ergriffensein der Hüfte hindeuten konnte; dagegen verrieth, als ich weitere Eruirungspunkte aufzusuchen mich bemühte, die Crista und innere Fläche des linken Darmbeins beim Druck grosse Empfindlichkeit und *hier* war also allein die Erzeugungsstätte des Eiters zu suchen. Meine Diagnose ward auch durch das therapeutische Ergebniss bestätigt. Ich verordnete ruhige Lage, eine auf Bekämpfung der scrophulösen Caries zielende medicinische Behandlung durch Ol. jecoris und Malzbäder, überliess die Oeffnung des colossalen Abscesses der Natur und erreichte in sechs Monaten eine vollständige Heilung, mit der die scheinbare Schenkelverlängerung, wie ich dies auch anderweitig beobachtete, spontan und ohne alle orthopädische Beihülfe verschwand.

Die secundären Abscesse in diesen Regionen, welche von Spondylitis herrühren, wählen am häufigsten ihren Sitz unter dem Poupartischen Bande, selten tiefer an der vordern Oberschenkelfläche. Hier zeigen sie sich im Anfang bisweilen von sehr geringem Umfange, betten sich unter der Fascia ein, sind prall, fest und mit einer Muskelgeschwulst zu verwechseln, wie ich dies mehrere Male von sonst ganz gediegenen Wundärzten erlebte. Um sich vor solchem differentiell-diagnostischen Fehlgriff zu sichern, würde man den Oberschenkel in verschiedenartiger Position bewegen müssen, um so die betreffenden Muskeln im erschlafften Zustande zu untersuchen. Ueberall aber, wo derlei scheinbare Muskeltumoren auftreten und überall überhaupt wo der ursprüngliche Productionsheerd des Abscesses uns nicht vorweg klar geworden, rathe ich dringend, den Kranken völlig entkleidet zu untersuchen, auf die Wirbelsäule ein genaues Augenmerk zu richten und da, wo die Spinalfortsätze von ihrer normalen Richtung keinerlei Abweichung zeigen, Druck und Percussion zu Hülfe zu nehmen, niemals aber Gang und Haltung ungeprüft zu lassen, die auch da uns noch Kriterien zu geben vermögen, wo, wie bei Spondylitis lumbalis im Anfange des Verlaufs das Nichtvorhandensein der sonst so pathognomonischen kyphotischen Prominenz uns über die Natur der Krankheit in Ungewissheit liesse.

Ein schwerer Heilungsfall eines von Spondylitis herrührenden Abscesses mit Ankylose des Oberschenkels ist folgender in meinem achten Bericht mitgetheilter. (S. 17, Nr. 2.)

Hüftcontractur nach Spondylarthrocace lumbalis und einem dadurch bedingten Congestionsabscess am Oberschenkel. — Heilung durch orthopädische Behandlung.

Die 9jährige Tochter eines Malers aus Labes in Pommern, bot bei ihrem Eintritt in die Anstalt, am 29. Juni 1856, das Bild einer durch Caries der drei letzten Lendenwirbel bedingten sehr traurigen Verkrüppelung. Das Grundübel hatte, nachdem es mit Abscessbildung am Oberschenkel nach langem Siechthum geendet, ausser einer Kyphosis, eine reflectorische Hüftcontractur erzeugt, durch welche der Oberkörper bei aufrechter Stellung eine stark nach vorn und rechts geneigte Haltung angenommen hatte, der Oberschenkel in Winkelstellung sich befand und der Fuss dieser Seite nur mit den Zehen den Boden berührte. In horizontaler Rückenlage betrug der Winkel des Oberschenkels fast 90^0, die Hüftcontractur trat dann noch greller hervor, die Verkürzung des Schenkels betrug $10\frac{1}{2}$ Zoll. Der Rücken berührte nur dann das Planum, wenn der Oberschenkel stark an den Leib gezogen ward. Genaue Messungen ergaben keinerlei wahre Verkümmerung oder Luxation der Extremität. Die achtmonatliche Behandlung bestand in einer orthopädischen Ausdehnung auf meinem Hüftbett und trotzdem während derselben sich der längst vernarbte Abscess am Oberschenkel von Neuem öffnete, gelang es doch unter dem Gebrauch von Cataplasmen und der innern Anwendung von Ol. jecoris jede weitere Störung der Heiltendenz zu verhüten und jenen Abscess bald wieder zur Vernarbung zu bringen, da der cariöse Heerd allem Anschein nach verödet sein musste. Bei der Entlassung der Patientin war dieselbe aufrecht und von jeder Hüftcontractur befreit. — Die Kyphosis, als durch wahre Ankylose bedingt, blieb zwar an sich unheilbar, aber bei der nunmehr sehr verbesserten Haltung in kosmetischer Hinsicht viel weniger störend.

Was die Psoasgeschwülste im Sinne der älteren Aerzte betrifft, so ist diese Kategorie bedeutend seltener geworden, seitdem die pathologische Anatomie die verschiedenartigen Zustände, welche zu einer in der Regio Poupartii sich sammelnden Eitergeschwulst führen, genauer zu unterscheiden gelehrt. Abscesse, die in der That ihren Heerd im Ileopsoas selbst finden lassen, sind bei Weitem die allerseltensten; die meisten Eitergeschwülste, die früher hier für Psoasabscesse galten, führen nur sehr uneigentlich diesen Namen; sie haben einen weit entferntern Entstehungsheerd, dessen Secret nur seinen Lauf zufälligerweise über diesen

Muskel nimmt, mit diesem selbst aber keinerlei Zusammenhang hat.

Ferner beobachten wir Oberschenkelabscesse, meist allerdings in der Inguinalgegend, die aus verschiedenartigen, in den Beckenorganen haftenden entzündlichen Prozessen ihre Entstehung fanden. So sah ich kürzlich auf dem pathologischen Theater der hiesigen Charité einen Fall, wo das Interstitium zwischen Blase und Schambein einen solchen Entstehungsheerd gebildet hatte. Es war ein Greis, der sehr verdickte Blasenwände und Urinfisteln darbot. Dergleichen Geschwülste sind selbst bisweilen für Hernien gehalten und als solche operirt worden. Die Anamnese und Abwesenheit von Incarcerationssymptomen müssen hier diagnostische Leiter sein. Täuschen allerdings kann unter diesen Verhältnissen die Repositionsfähigkeit der Geschwulst, denn es ist wohl erklärlich, dass die durch welgernde Manipulationen in die Bauchhöhle zurückgedrängte Eiterflüssigkeit das täuschende Gefühl reponirter Darmtheile zu erregen vermag. Doch kommen auch wieder Fälle vor, wo in der That über einer alten Hernie ein solcher aus der Bauchhöhle oder den Integumenten des Unterleibes herrührender Abscess erscheint, also zwei verschiedene Krankheitsprozesse mit einem Male auftreten, wie ich dies bei einer 40jährigen Dame aus Posen als Consulent in der Praxis des Herrn Dr. *Sachs* hierselbst zu beobachten Gelegenheit hatte.

Ein anderes Mal sah ich, von Herrn Dr. *Abarbanell* bei einer 32jährigen russischen Dame zur Consultation gezogen, einen Abscess der Bauchdecken, der, ohne Zweifel durch Auseinanderdrängen der Muskelfasern des M. obliquus zugleich zur Entstehung einer Hernia ventralis Veranlassung gegeben, die aber im Verlauf der Heilung des Abscesses wiederum von selbst verschwand.

Nachträge zur speciellen differentiellen Diagnostik der fluctuirenden Oberschenkelgeschwülste.

Nachdem ich nun schon in den vorangegangenen Mittheilungen Mancherlei zur differentiellen Diagnostik unseres Gegenstandes beigebracht, bleibt mir nur noch übrig, auf einige weitere hierher gehörige Punkte etwas näher einzugehen.

1. *Fungus des Oberschenkels.* Wie sehr auch die Lehre der Pseudoplasmen durch die vielfältigsten Untersuchungen der vorzüglichsten Forscher eine reformatorische Bearbeitung und Auffassung erfahren, so müssen wir doch offen gestehen, dass die microscopische Diagnose für das Leben bisher wenig praktischen Werth geboten. So lange wir daher auf diesem Standpunkte uns befinden, können und dürfen wir die von der alten Chirurgie uns überkommenen diagnostischen Anhaltepunkte nicht gering schätzen, wie Manches sie uns freilich auch noch zu wünschen übrig lassen. — Diese von unserm Thema etwas abschweifenden Bemerkungen mögen hier Platz greifen, indem ich den Fungus (ohne mich auf die Berechtigung der Nomenklatur etc. hier einzulassen) als dasjenige seltene maligne Afterprodukt hinstelle, welches zu einer Verwechselung mit einem Oberschenkelabscesse, aus welchem Grunde er auch entsprungen sei, Veranlassung geben kann. Der Fungus hat nämlich, und dies darf als ein überaus bedeutsames, unumstössliches Criterium gelten, mit dem Abscesse die Eigenschaft der Fluctuation gemein, die aber bei ihm nur eine scheinbare ist. Man hat angegeben, dass er sich dagegen von dem Abscesse durch seine langsame Entstehung, bei der jeder Entzündungsheerd fehlt, durch seine exquisite Schmerzhaftigkeit und die Varicositäten der ihn bedeckenden Haut unterscheide, allein es gibt auch sehr schmerzhafte Abscesse mit varicöser Oberhaut und es gehört nicht selten aller Scharfsinn des erfahrenen und begabten Praktikers dazu, um hier diagnostisch nicht fehl zu greifen. Die genaueste Anamnese, die Würdigung aller Erscheinungen und der Habitus des Kranken und seines Tumor vermag bisweilen nur in diesem Labyrinthe Licht zu geben. Einen solchen Fall von Tumor am Hüftgelenk und Oberschenkel diagnosticirte ich im hôp. des enfants malades zu Paris im November 1855 auf der Abtheilung des Herrn *Guersant*. Einen ähnlichen Fungus des Unterschenkels von fluctuirender Beschaffenheit beschrieb ich Centralzeitung 1854, S. 251; später starb die Patientin

und wir fanden ähnliche Afterproducte im Thorax, deren microscopische Analyse Herr *Remak* in der deutschen Klinik, Jahrg. 1854, S. 173 mittheilte.

Ein dritter Fall gab unlängst bei einem Patienten meines Instituts Veranlassung zur Amputation. Es betraf einen 20jährigen Landmann, der vor etwa einem Jahre einen Fall that und erst nach Monaten, ohne irgend einen Schmerz am Unterschenkel verspürt zu haben, von seinen Angehörigen darauf aufmerksam gemacht worden war, dass seine rechte Wade angeschwollen sei. Es entwickelte sich ein immer grösserer Tumor, der die Wade und vordere Seite des obern Unterschenkeldritttheils einnahm, die Grösse mehrerer Fäuste erreichte und den Kranken veranlasste, zuerst in einem Hospital Hülfe zu suchen, wo man ihm einen mehrere Zoll langen Explorationsschnitt machte. Es erfolgte eine beträchtliche Blutung, mit deren Folgen ich noch zu kämpfen hatte, als der Patient bald darauf in meine Heilanstalt kam und sofort überzeugte ich mich, durch die scheinbar fluctuirende Beschaffenheit des Tumor und durch seine sonstige maligne Rückwirkung auf den Gesammtorganismus, dass wir es hier mit einem Fungus zu thun hatten, und dass, um das höchst bedrohte Leben zu retten, nur die Amputation als einziges Mittel übrig sei. Leider konnte aber auch sie den Tod nicht abwenden, und letzterer erfolgte am zweiten Tage, ohne weitere Zufälle, aus reiner Erschöpfung. — Die Untersuchung des Präparats, welche von Herrn Prof. *Virchow* ausgeführt wurde, ergab unzweifelhafte carcinomatöse Elemente und den Charakter des Blutkrebs (Fungus haematodes).

II. Eine eigenthümliche Geschwulstform der Schleimsäcke, welche wohl zur Verwechselung mit Abscessen Veranlassung geben könnte, beschrieb *Chassaignac*.

In der Trochantergegend existirt, unabhängig von dem subcutanen Schleimbeutel, welcher, wie überall, wo ein Knochen dicht unter der Haut sich befindet, dazu bestimmt ist, den fast unaufhörlichen Reibungen Widerstand zu leisten, ausserdem noch ein tiefer gelegener zu dem Zwecke, dass die Fascia lata mit grösster Leichtigkeit über die den Trochanter umgebenden fibrösen Gewebe hinweggleite. Aus

der Entzündung dieser verschiedenen Kapseln entstehen zwei
Varietäten von Abscessen, der eine unter der Haut und ein
anderer unter der Fascia gelegener (abscès trochantérien
sous-cutané, abscès sous-aponeurotique).
Sie unterscheiden sich in folgender Weise:
1. Das subcutane Hygrom bildet ein Oval, dessen grösster
Durchmesser dem Längedurchmesser des Gliedes entspricht, das subaponeurotische eine viel schmalere und
längere Elipse.
2. Das subaponeurotische, dessen Wandungen dicker und
umschriebener, wird durch wiederholte Entleerungen
an Umfang nicht merklich vermindert, während bei
dem dünnwandigen subcutanen das Entgegengesetzte
stattfindet.
3. Beim subaponeurotischen bemerkt man etwas nach aussen
und hinter der Trochantergegend einen Eindruck in der
Richtung von oben nach unten und hinten nach vorn.
4. Das subaponeurotische tritt bei Flexion in seinem Umfange stärker hervor, schwächer bei der Extension.
5. Das subaponeurotische lässt nur die geübte Hand eine
Fluctuation fühlen.
6. Der Eiter verbreitet sich bei dem subcutanen unter der
Haut, bei dem andern unter den Muskeln.

Die Permeabilität ist viel geringer bei dem subaponeurotischen.

Die Drainage mittelst elastischer Tuben ist hier zuweilen unzureichend. (Gazette d. h. Nr. 83, S. 330. Arch.
gén. de méd.)

Die *Prognose* der bisher abgehandelten verschiedenartigen
Abscessformen ist hauptsächlich abhängig von der Natur und
Heilbarkeit der verschiedenen ihrer Entstehung zu Grunde
liegenden Krankheitszustände. Einfache indigene Schenkelabscesse, mögen sie auch einen aussergewöhnlichen Umfang
erreichen und mit scrophulöser Basis zusammenhängen,
lassen von allen die beste Voraussagung zu; nur bei sehr
vorgerücktem Alter und überhaupt, wo die Kräfte sehr geschwunden, können auch solche Eitergeschwülste das Leben
bedrohen. — Congestionsabscesse, die vom Gelenk selbst

ausgehen, sind schon ernsterer Art, aber ihr gefahrbringender Charakter kann durch eine zweckmässige, umsichtige Behandlung wesentlich gemildert werden. Liegt Spondylarthrocace zum Grunde, so hängt auch hier alles von dem Stande des Grundleidens ab, doch wenn ich keineswegs solche Kranken für unheilbar erachte und ich sowohl den Eiter sich wieder resorbiren, als auch, falls der Abscess einen Weg nach aussen erhielt, doch immerhin viele Kranken genesen sah, so möchte ich doch keineswegs dem Urautor dieser Krankheitsbeschreibung, *Pott*, beistimmen, welcher überall den Kranken für gerettet hielt, wo dem Eiter ein solcher Ausweg gebahnt war. Aehnliches gelte von allen Abscessen anderer Krankheitszustände, welche in der Bauchund Beckenhöhle ihren Ursprung genommen, den sogenannten Psoasabscessen etc. Aber nicht nur das chirurgische Leiden an sich, auch die Behandlung bedingt das Prognosticon und hier hängt gar vieles von der klaren Einsicht des Wundarztes und seiner Vorsicht ab. Hier heisst es: die Naturheilungsprocesse belauschen, verstehen und würdigen, ohne Noth keine gewaltsamen Eingriffe wagen, sich von Künsteleien frei halten und seinen Ruhm nicht in äusserlich imponirenden, sondern in bescheidenen, den Kranken selbst heilbringenden Unternehmungen suchen.

Kur. Abstrahiren wir von der Behandlung der Grundleiden selbst und beschäftigen wir uns hier mit dem, was dem chirurgischen Arzte bei der Kur dieser Abscesse zu thun obliegt, so entsteht zunächst die Frage: sollen dieselben geöffnet, oder sich selbst überlassen, ihre Zertheilung versucht werden, und welche Mittel stehen uns für diese Zwecke zu Gebote?

Als Einleitung zur Beantwortung dieser Frage dürfte es fast überflüssig erscheinen, ein altes, aber doch hier und da noch auftauchendes Vorurtheil zu bekämpfen, dass man überhaupt nichts Eiligeres zu thun habe, als unter allen Umständen und um jeden Preis den irgendwo angesammelten Eiter zu entleeren, da durch sein Verweilen die nahe gelegenen Theile, besonders die Knochen corrodirt würden, überhaupt seine Resorption in die Blutmasse als eine der schädlichsten Potenzen verhütet werden müsse. Aus dieser, gegenwärtig wohl von keinem denkenden Chirurgen noch vertheidigten Irrlehre entsprang nothwendiger Weise jenes Haschen nach intensiven, ohne Noth schmerzhaften und gefährlichen Heilmethoden und zunächst die unzeitige Eröffnung der Abscesse durch verschiedene operative Eingriffe, von denen das Messer und die Lancette dann gewöhnlich noch das meiste Unheil anrichteten. — Es kann zunächst wohl, auch nach meinen gemachten Beobachtungen, als ausgemacht wahr gelten, dass der in einer Abscesshöhle zurückgehaltene Eiter an sich niemals so nachtheilige Folgen mit sich führt, um eine Uebereilung zu rechtfertigen und hiermit schon ist alsdann jede unberechtigte Procedur zurückgewiesen. Quarte Eiter können ungestört in einem Abscesse ohne Nachtheil verweilen, und man kann im Allgemeinen den Grundsatz wohl aufstellen, dass kein Abscess früher eröffnet werden dürfe, bevor seine Umgebung nicht auch erweicht und wo, wie bei Congestionsabscessen nie Härten vorhanden waren, wenigstens die Hautdecken verdünnt sind und inflammatorische Reizung zeigen.

Welche Oberschenkel-Abscesse sollen aber überhaupt durch die Kunst geöffnet werden? Es gilt dies nur von den indigenen. — Alle anderen, die nicht an dem Orte ihres Erscheinens auch ihren Entstehungsheerd haben, mögen der Natur überlassen bleiben, und sollten nur dann durch die Kunst geöffnet werden, wenn schmerzhafte, dem Kranken peinliche Spannung der Hautdecken vorhanden, und wenn diese letzteren schon alle Spuren einer von der Natur selbst vorbereiteten Perforation zeigen.

Was die von Coxarthrocace abhängigen Abscesse betrifft, so stimme ich ganz mit *Stromeyer* (Handbuch der Chirurgie, 1. Band, 1844, S. 379) dahin überein, sie der Natur zu überlassen, die sie später vorsichtig durch eine kleine Perforation zu öffnen pflegt, wobei die Kräfte nicht immer wesentlich leiden oder Hektik erfolgt. Dies Prinzip gelte um so strenger, als es durch Erfahrung feststeht, dass eine übereilte Eröffnung Hektik und Tod zur Folge haben kann, andererseits aber die Fälle nicht all zu selten sind, wo selbst unter scheinbar ungünstigen Bedingungen Zertheilung möglich geworden. Zu diesem Zwecke dient ausser einer constitutionellen Behandlung Ruhe, orthopädische Fixirung, Bepinselung mit Tinct. jodi, zertheilende Pflaster und bisweilen Compression (Maisonneuve de la Coxalgie, Paris 1844, S. 240), mit der ich selbst einige Male reüssirte. Nachdem man den Heilungsprozess beobachtete, welchen die Natur bei Congestionsabscessen dieser Art einschlägt, und bei welchem man den der Perforation vorangehenden Entzündungszustand der Hautdecken als das wesentlichste Moment betrachtete, kamen viele Chirurgen auf den Gedanken, diesen künstlich durch Cauterisation (mittelst Glüheisen, glühendem Troikart, Arg. nit., Kali caust.) nachzuahmen (*Hippokrates*, *Larrey*, *Rust*, *Ford*); allein wie viele Mühe man sich auch gegeben, scharfsinnige Argumente für den Nutzen solcher heftigen Eingriffe zu finden, so hat doch die Neuzeit ihnen keine allgemeine Billigung verschaffen können und man ist mit vollem Rechte wieder zu der exspectativen Methode zurückgekehrt. Ihr redet auch der ausführlichste französische Autor über Gelenkkrankheiten, *Bonnet*, in seinem traité de thérapeutique, Paris 1853, S. 287, entschieden das Wort, indem er sagt: or, l'experience démontrait que l'ouverture spontanée est la terminaison la plus naturelle et en même temps la plus innocente des abscès.

Nachdem dieser Standpunkt allseitig adoptirt, sind nun in allerneuester Zeit zwei Proceduren gelobt worden, über welche wir uns hier ausführlicher verbreiten müssen, nämlich die subcutane Eröffnung der Abscesse und die Behandlung durch Jodinjectionen. *Guérin*, dem das wissenschaftliche Verdienst nicht abgesprochen werden kann, die subcutane Methode in einer ausgedehnten Weise in die Praxis eingeführt zu haben, ein Verdienst, das zwar von dem Institut in Frankreich noch unlängst erst prämiirt worden, nichts desto weniger aber, sieht man auf den thatsächlichen Nutzen der Methode, gar Manches von seinem Werthe und seinem Glanze einbüssen dürfte, *Guérin* sage ich, hat zuerst die Idee realisirt, Congestionsabscesse subcutan zu eröffnen, indem er mittelst eines Troikarts seiner Construction punktirt und die Entleerung des Eiters durch Hülfe einer eigenthümlichen Spritze (à deux soupapes, à deux robinets) bewirkt, die durch ihre hintere Stielöffnung den Eiter ausfliessen lässt, ohne dass die Saugspitze entfernt werden darf. Die Erfahrung hat aber keineswegs die Gefahrlosigkeit dieser Procedur bestätigt, und liest man die zu ihren Gunsten beigebrachten Zeugnisse der von der Academie zur Prüfung der *Guérin*'schen orthopädischen Leistungen niedergesetzten Commission (rapport adressé a M. le délégué du gouvernement provisoire sur les traitements orthopédiques de M. *Jules Guérin*, Paris 1848, p. 174 u. f.), so kann man unmöglich in das ertheilte Lob einstimmen, denn von 7 Fällen der Art starben 5 und nur zwei wurden als *concluant* für die Lebensrettung angeführt. Wer weiss aber, ob das Verhältniss hier nicht (gerade wie bei der Exstirpation der Ovarien, wo man es als etwas sehr Erhebliches erachtete, von 11 operirten Frauen 2 am Leben zu erhalten) ein umgekehrtes geworden wäre, hätte man die Natur walten lassen und sich jeder Künstelei enthalten. In der That hat sich die *Guérin*'sche subcutane Operation gegenwärtig in Frankreich nur noch einer sehr geringen Sympathie zu erfreuen und gilt mehr als etwas Historisches.

Aehnliches ist auch von der künstlichen Eröffnung solcher Congestionsabscesse mit Zuziehung von Jodinjectionen zu sagen, die zuerst von *Bonnet* (traité de therap. S. 292), dann von *Guérin* und *Boinet* empfohlen, noch neuerdings in der société de Chirurgie zum Gegenstand einer ausführlichen, und man muss zum Lob der französischen Chirurgen hinzufügen, scharfen und unparteiischen Discussion geworden sind. Trotz den emphatischen Lobpreisungen *Boinet's* und trotz einigen bestätigenden Erfahrungen *Brocas*, *Forget's* und der belgischen Aerzte *Leclerc*, *Notta*, *Philippaux* (annales de Gand, moniteur des hôpitaux), trotzdem man versuchte, wenigstens die Unschädlichkeit des Mittels darzuthun, wies die weit überwiegende Mehrzahl der glaubwürdigsten und befähigsten Mitglieder dieser Gesellschaft (*Guersant*, *Bouvier*, *Gosselin*, *Démarquais* etc.) sowohl die Methode der künstlichen Eröffnung der Congestionsabscesse als auch ihre Behandlung mit Jodinjection durchaus zurück und bezweifelte selbst, dass das Jod zu den erkrankten Knochenpartien gelange, und dass ihm überhaupt ein specifischer Einfluss auf cariöse Knochen zugeschrieben werden könne. —

Man gab fast allgemein der exspectativen Behandlung und der Unterstützung der Naturheilkraft durch eine roborirende Diät etc. den Vorzug, und anerkannte die Nothwendigkeit, solche Kranke der Hospitalpraxis und den schädlichen Einflüssen des Hospitallebens möglichst zu entziehen und sie dem Familienkreise zurückzugeben.

Selbstverständlich kann dies auf gut geleitete Privatheilanstalten keine Anwendung finden, in denen dem Kranken die Präcision eines Krankenhauses, mit derjenigen Pflege geboten wird, wie sie nur in einer guten Familie ermöglicht ist. Hier gedeihen auch bekanntermassen operative Unternehmungen ganz anders, wie da, wo, aus was für Gründen auch, Pyämie und Gangraena nosocomialis als unausrottbare Plagen einheimisch bleiben.

Immerhin ist somit auch diese Diskussion, wie wenig Neues sie ergeben, zur Bestätigerin einer Wahrheit geworden, die nicht oft genug ausgesprochen werden kann. Auch ich, durchdrungen von der grossen Gefährlichkeit jeglicher intensiver Eingriffe dieser Art auf Congestionsabscesse habe es, obgleich mir in meinem Institut, wie in meiner Privatpraxis reichliche Gelegenheit dazu sich hätte bieten können, unterlassen, das Experiment der Jodinjectionen zu sanctioniren und nur da mich dazu verstanden, und zwar mit Nutzen, wo nach Ausheilung des Gelenkleidens selbst, so weit uns sichere Kriterien hierüber zu Gebote standen, der Abscess noch als Residuum des ersteren zu bestehen schien.

In gleicher Weise warne ich auch, zurückbleibende Fisteln durch weite Incisionen zu behandeln, oder sie durch Einschnitte bis zum cariösen Heerde verfolgen zu wollen. — Solche, von grober Unkenntniss der Heilungsprocesse zeugende Waghalsigkeit, welche das Leben des Kranken entschieden in die höchste Gefahr setzt, verdient den härtesten Tadel. Nur wo das Grundleiden erloschen, dürfen die Fisteln als locale Affectionen durch Compression, Application des Glühdraths, oder irritirende Einspritzungen, unter denen der Höllenstein am meisten gute Erfolge aufzuweisen hat, behandelt werden.

Fistulöse, mit dem Gelenk in keinerlei Verbindung mehr stehende Abscesse erfordern bisweilen dreiste Spaltungen und werden durch diese alsdann allein zur Heilung gebracht, wie ich letztere gegenwärtig bei einem 9jährigen Pensionair meines Instituts glücklich erreicht habe.

GPSR Compliance

The European Union's (EU) General Product Safety Regulation (GPSR) is a set of rules that requires consumer products to be safe and our obligations to ensure this.

If you have any concerns about our products, you can contact us on

ProductSafety@springernature.com

In case Publisher is established outside the EU, the EU authorized representative is:

Springer Nature Customer Service Center GmbH
Europaplatz 3
69115 Heidelberg, Germany

www.ingramcontent.com/pod-product-compliance
Lightning Source LLC
LaVergne TN
LVHW091048100526
838202LV00077B/3317